RÉFLEXIONS

Sur l'état présent de la Chirurgie dans la Capitale, & sur ses rapports Militaires;

Suivies d'un Plan pour le Traitement des Malades de la Milice Nationale-Parisienne.

Par M. SÉDILLOT, Membre du Collége & de l'Académie Royale de Chirurgie de Paris, Chirurgien de S. A. S., Madame la Princesse Louise DE CONDÉ, & Docteur en Médecine de la Faculté de Reims.

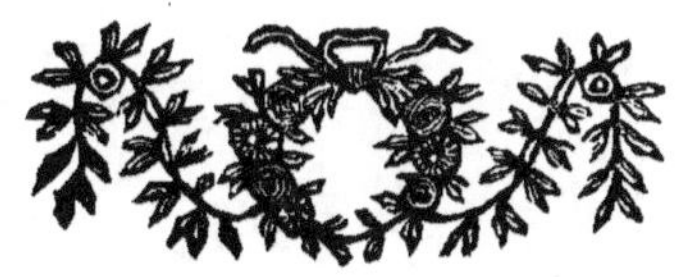

A PARIS,

Chez CROULLEBOIS, Libraire, rue des Mathurins, N°. 32.

RÉFLEXIONS

Sur l'état présent de la Chirurgie dans la Capitale, & sur ses rapports Militaires;

Suivies d'un Plan pour le Traitement des Malades de la Milice Nationale-Parisienne.

L'INTÉRÊT commun exige que la vie & la santé des hommes ne soient confiées, qu'à des personnes bien éprouvées. De ce principe, consacré par la raison, sont émanées les Loix relatives à l'art & science de guérir. Dans toutes les Villes du Royaume l'exécution de ces Loix est attribuée exclusivement aux diverses Corporations chargées des épreuves, & seules Juges capables dans cette partie d'administration publique, c'est-à-dire, aux

(2)

Facultés de Médecine, aux Colléges & Com-
munautés de Chirurgie & de Pharmacie. La
nécessité d'une telle attribution est si incon-
testable, que jamais aucun Juge, aucun Tri-
bunal même, n'a refusé de s'y conformer.

Le Collége de Chirurgie de Paris seroit
donc tombé dans une négligence bien con-
damnable à l'égard de la Société, s'il n'eût
point éclairé la Commune sur la nécessité de
choisir exclusivement ses Membres pour le
service Chirurgical de la Garde Nationale-
Parisienne, comme étant les seuls dont il
puisse garantir la capacité (voyez sa délibération du 12 Septembre). Mais les Membres
de cette Compagnie ont considéré que, dans
un moment de désordre général où les Loix
sans vigueur semblent sortir du cahos, la
Commune, chargée de tant de soins divers,
ne pourroit donner, aux Règlemens de la
Chirurgie, toute l'attention qu'ils méritent.
En conséquence &, dans la vue de favori-
ser leur exécution, comme Collége, & d'être
utiles à la Société, comme Citoyens, ils ont
offert gratuitement leurs services.

Cette offre patriotique, qui a été généralement reçue avec de grands applaudisse-
mens dans les Districts, éprouve pourtant

quelques contradictions, dirai je même quelques obſtacles, que je vais tâcher de repouſ-
fer avec la véracité & la pureté d'intention
que je dois à la Patrie déchirée de toute part.
Heureux ſi mes efforts, en luttant contre
des intéréts particuliers, peuvent devenir
utiles à la Société, & fur-tout à ces hommes
précieux qui ſe dévouent à la cauſe commune !

Le Règlement proviſoire de la Milice Na-
tionale-Pariſienne, crée ſix places de Chirurgien-Major de Diviſion, avec ſix cents livres
d'appointemens. Cet article de Règlement eſt
inadmiſſible ; 1°. parce que l'utilité d'un Chirurgien n'exiſte qu'autant qu'il fait ſon ſervice : or, il eſt impoſſible que pour une ſomme
ſi modique, négligeant ou abandonnant toute
autre affaire, un Chirurgien-Major de Diviſion
parcourt ſept, huit, neuf ou dix Diſtricts,
une ou deux fois le jour, ſi le cas le requiert,
& remédie à tous les accidens preſſans &
imprévus : 2°. parce que, pour cette ſomme,
ni même pour une beaucoup plus conſidéra-
ble, il ne pourroit pas faire faire ce ſervice
par d'autres : 3°. parce qu'en ſuppoſant qu'il
le pût, il ne voudroit pas compromettre la
vie des Soldats - citoyens, en la confiant

à des Éleves en Chirurgie placés dans les Diſtricts (*a*) , hors de ſa ſurveillance & de la portée de ſes conſeils. Ces Élèves, ou Aides-Majors, ne manqueroient pas d'ailleurs, dans cette ſuppoſition , de prendre le titre de Chirurgiens de Compagnie ou de Bataillon , & d'exercer dans la Ville contre les Loix (*b*) , & au détriment de la Société , un Art dont ils connoîtroient à peine les élémens : 4°. parce que , l'inſuffiſance d'un Chirurgien par Diviſion ayant été généralement ſentie par les Diſtricts , les uns ſe ſont déja attachés particulièrement des Chirurgiens, & d'autres n'attendent , pour s'y décider , que le vœu prononcé de la Commune : 5°. Enfin , parce que cette inſuffiſance a été également reconnue par le Collége de Chirurgie dans ſa Délibération

----

(*a*) Titre VIII, Chapitre CXXV du Règlement du Collége de Chirurgie , donné au mois de Mai 1768 & regiſtré en Parlement , on lit : ,, Ne pourront les ,, Chirurgiens Agrégés , ni aucun autre Maître en Chi- ,, rurgie , louer leurs priviléges , ni avoir d'Elèves ,, ailleurs que dans le domicile qu'ils occuperont en ,, perſonne , à quelque titre & ſous quelques prétextes ,, que ce puiſſe étre ,,.

(*b*) Voyez la note (*c*).

du 12 Septembre, & par les Chirurgiens-Majors des Divisions déja nommés, qui ont signés ou concouru à cette Délibération.

En vain, pour réfuter ces observations, assimileroit-on le service Chirurgical de la Milice Nationale Parisienne à celui des autres Régimens ; l'étendue de la Capitale & la distance des Casernes détruisent toute parité en ce genre. L'objection du petit nombre des Malades dans les Casernes à raison de leur transport à l'Hopital, seroit encore une futilité. Les maladies légères, plus fréquentes que les graves, sans nécessiter le transport des Malades à l'Hopital, exigent cependant des soins ; &, un accident pressant, tel par exemple qu'une hémorragie, suite d'un coup d'épée, rendroit ce transport funeste & demande les secours les plus prompts & les plus éclairés. D'ailleurs on verra plus loin les inconvéniens qui ont résulté de cette forme admise ci-devant dans le Régiment des Gardes-Françoises.

Les Chirurgiens-Officiers de la Maison du Roi & Famille Royale viennent de présenter à Messieurs les Représentans de la Commune, un Mémoire contre le Collége de Chirurgie, auquel vraisemblablement cette Compagnie

ne croit pas devoir répondre. Il y est dit: » L'a-
» larme que veut porter le Collége de Chirurgie,
» n'est qu'une perfidie, qu'une suite soutenue
» de la haîne & de la jalousie, que le Corps
» n'a cessé d'avoir contre des Chirugiens . . . . «
Une supposition aussi gratuite tombe, je crois,
d'elle-même, lorsqu'on a des Règlemens à
opposer à des prétentions. Ils se plaignent sur-
tout de ce que le Collége de Chirurgie dit,
dans sa Délibération du 12 Septembre, qu'*il
ne voit pas sans inquiétude, que quelques Districts
nomment pour Chirurgiens des personnes qui n'ont
pas donné de preuves légales de talens & de capacité*, & plus loin, *dont on peut justement
suspecter les connoissances*. Il paroît que Messieurs les Chirurgiens-Officiers, contre l'esprit
des Loix & contre le Règlement (*c*) positif,

(*c*) Titre II, Article X du Règlement susdit, on lit :
» Aucune personne, de quelque qualité & condition
» qu'elle soit, ne pourra exercer la Chirurgie dans la
» Ville & Fauxbourgs de Paris, même dans les lieux
» privilégiés ou prétendus tels, pour quelque raison
» que ce soit, *s'il n'est Membre du Collége de Chirurgie
» de Paris*. Défendons à tous autres d'exercer aucune
» des parties de la Chirurgie sous peine de 500 liv.
» d'amendes. Ne pourront, les personnes non reçues,

oublient que leur exercice à Paris n'eſt que tolé-
ré; & que, par un principe avoué dans toutes
les Villes du Royaume, on ne peut être reconnu
avoir donné de preuves légales de talens & de
capacité en Médecine, en Chirurgie & en
Pharmacie, avec droit d'exercice, que quand
on a été reçu ou agrégé aux Faculté, Collége
ou Communauté de la Ville, où l'on fixe ſa
réſidence. Les preuves que l'on fait ailleurs
ne ſont ni légales, ni probatoires, mais ſim-
plement *de forme.* La Faculté de Médecine
de Reims, en me conférant le titre de Docteur, a exprimé dans mes lettres le droit
d'exercer la Médecine *ubique terrarum ;* &
cependant je ne pourrois pas même l'exercer
à Reims, ni parconſéquent au milieu
d'une autre Faculté qui n'auroit pas éprouvé
mes talens.

Il ſeroit abſurde, en effet, que la Commu-

» avoir aucune action pour leurs ſalaires, panſemens
» & médicamens, même en vertu de Mémoires arrê-
» tés & reconnus, ni leur rapport faire foi en juſtice,
» nonobſtant tous Arrêts, brevets, Lettres-patentes,
» Priviléges, Edits ou autres titres à ce contraires,
» leſquels nous révoquons, en défendant à tous Juges
» d'y avoir égard «.

nauté des Chirurgiens de Senlis, par exemple, ou d'une Ville plus petite encore, con-
ferât le droit d'exercer la Chirurgie à Paris,
pourvu qu'on ait affez d'argent ou de pro-
tections pour fe procurer une Charge de
Chirurgien à la Cour : tandis que les Membres du Collége de Chirurgie de Paris, qui
fubiffent des examens très-longs, très-multi-
pliés & très-probatoires, ne peuvent pas même exercer dans une Ville où il y a Collége
ou Communauté, fans fe faire agréger préala-
blement auxdits Collége ou Communauté (d).
Les Chirurgiens-Officiers de la Maifon du Roi
& Famille Royale, ceux du premier Prince
du Sang, ceux de la Prévôté font admiffi-
bles par le Règlement (e) à l'agrégation au

(d) Titre II, Article IX. » Les Maîtres en Chirurgie
» de Paris, qui voudront fixer leur réfidence & exercer
» la Chirurgie dans quelqu'autre Ville du Royaume,
» pourront fe faire agréger dans le Collége des Chirur-
» giens de ladite Ville. . . . .
» . . . pour ce, il ne fera payé d'autre droit que celui
» de la bourfe commune . . . «.

(e) Titre VIII, Article CXXII : » feront unis &
» agrégés au Collége des Maîtres en Chirurgie de Paris,
» fuivant l'ufage, les Chirurgiens-Officiers de notre

Collége de Chirurgie de Paris , en foute-
nant un acte, ou examen public (*f*). Mais
s'ils ne fe conforment pas à la loi , ils exercent fans titres ni capacité prouvée, & ne
font point aptes à occuper les places publi-
ques.

Je dois croire que Meffieurs les Chirurgiens-
Officiers, ainfi que tous ceux dont les intérêts
pourront fe trouver compromis ici , contre
mon gré , ne me taxeront pas d'avoir attaqué
leur mérite perfonnel. Je déclare qu'il en eft

» Maifon & Famille Royale , ceux du premier Prince
» de notre Sang , ceux qui font à la nomination de no-
» tre Grand-Prévôt . . . «.

(*f*) Titre VIII , Article CXXIV : . . . » ils foutiendront
» feulement l'acte ou examen public . . . & feront reçus
» & admis à la Maîtrife en prêtant ferment . . . . . .
» pour jouir du jour de leur agrégation , de tous les
» mêmes droits & priviléges dont jouiffent les autres
» Membres dudit Collége , en payant feulement les
» droits portés pour ledit acte à l'Article CXXXIX du
» Titre XI «.

N. B. Ils fe montent à dix-huit cents livres , à-peu-
près. Une modification de cet Article & de plu-
fieurs autres , relatifs fur-tout à la finance , feroit un
bienfait , qu'il faut attendre de la fageffe des Loix
nouvelles.

parmi eux, que j'aime & dont je refpecte les talens : mais fi je ne les connoiffois pas, je pourrois les fufpecter au défaut de preuves légales ; & chacun a le droit d'en faire autant, fur-tout le Collége de Chirurgie.

Meffieurs les Chirugiens-Officiers fe plaignent encore de ce qu'*il exifte dans la Capitale des perfonnes qui exercent, fous l'autorité du Collége de Chirurgie, fous la dénomination de privilégiés, fans avoir donné aucune preuve de talens, en payant au Collége 250 liv. par an.* Si cette affertion peut être prouvée, elle dépofe, il en faut convenir, d'une manière bien forte contre les Prévôts du Collége de Chirurgie, qui auroient donné les mains à de tels abus & auroient ainfi compromis l'honneur du Collége, fans le confulter, & la fûreté publique qui leur eft confiée. Mais la Commune doit être inftruite que, par d'anciens Règlemens du Collége, les Veuves des Maîtres donnoient à des Éleves le droit d'exercer la Chirurgie en leur nom, moyennant une rétribution quelconque ; & que ce droit a été fupprimé par le Règlement de 1768 (*g*). D'où

(*g*) Titre VIII, Article CXXV... » Ne pourront les

il eſt réſulté que , comme cette ſuppreſſion
porte ſeulement ſur les Veuves des Maîtres
reçus depuis le Règlement , il exiſte toujours à
Paris deux claſſes de Chirurgiens , ſoumis à la
diſcipline du Collége , ceux qui exercent en
vertu de priviléges de Veuves , & ceux qui ,
après la mort de ces Veuves , exercent encore
ſous le titre d'Expectans , juſqu'à la vacance
d'autres priviléges. On voit qu'en ſuivant
cette marche preſcrite par la Loi , il faudra
beaucoup de tems , pour que toutes les tra-
ces d'un droit auſſi contraire à l'ordre général , qu'à l'intérêt du Collége , s'effacent com-
plétement.

Sous l'ancien régime , il exiſtoit dans les
Régimens des Gardes-Françoiſes & des Gar-
des-Suiſſes des *Fraters* , ayant le titre & la
paie de Soldats , de Sergents , &c. , chargés
de raſer & de friſer leurs camarades , ſous
la dénomination incohérente de Chirurgiens
de Compagnie. Au mépris des Loix ils s'im-

» Veuves des Maîtres qui feront reçus à l'avenir après
» l'enregiſtrement des Préſentes , faire exercer la Chirur-
» gie en leur nom par des Elèves , ainſi qu'il ſe prati-
» quoit ci-devant «.

miſçoient à l'exercice de la Chirurgie dans la Ville, & s'inſcrivoient même comme Chirurgiens à la porte des Caſernes (*h*) ; comme ſi cette qualité à Paris pouvoit émaner d'ailleurs, que du Collége de Chirurgie ; & comme ſi la Chirurgie étoit compatible avec toute autre Profeſſion. Une ſcience, qui exige tant de connoiſſances, pour que la vie des hommes ne ſoit pas compromiſe, ne doit pas être regardée comme un territoire banal, ou chacun puiſſe receuillir des fruits qu'il n'auroit pas cultivés.

On peut croire que M. Dufouart, Chirurgien-Major du Régiment des Gardes-Françoiſes, vu l'imménſité du ſervice qui lui étoit confié, ſe faiſoit aider par ces prétendus Chirurgiens de Compagnie. Telle a été ſûrement la ſource

---

(*h*) Titre XIII, Article CLV. » Les Soldats ſervant » dans les Compagnies des Régimens des Gardes-Fran- » çoiſes & Suiſſes, ſous le nom de Chirurgiens deſdites » Compagnies, ne pourront exercer que pour les Officiers » & Soldats deſdits Régimens, & ne pourront avoir » aucun Garçon ou Aide, ſous quelque prétexte que » ce ſoit, ni d'autre demeure, que celle du quartier » de leur Compagnie ; leur défendons d'avoir aucunes » marques extérieures qui indiquent un Chirurgien :

(13)

de beaucoup d'abus, de plaintes même por-
tées fouvent contr'eux au Collége de Chirurgie & aux Magiftrats ; & telle eft encore
aujourd'hui le moyen fur lequel ils fondent
leurs prétentions à des places de Chirurgiens
dans la Milice Nationale-Parifienne ; ils ont
préfenté à cet effet un Mémoire imprimé à
Monfieur le Commandant-général , à Meffieurs les Repréfentans de la Commune & aux
Diftricts. Mais on doit trop compter fur la
fageffe de la Commune, pour croire qu'elle
veuille perpétuer dans fon fein des abus dan-
gereux. Il fuffit de les indiquer : c'eft la tâche
que, comme Citoyen, je me fuis efforcé de
remplir.

*PLAN pour le Traitement des Malades
de la Milice Nationale-Parifienne.*

1°. On établira un Hopital affez vafte pour
tous les Malades. Celui des Gardes Françoifes
eft déja adopté provifoirement: il paroît convenir , fauf à y faire les augmentations
qu'exige l'état de la Milice Nationale-Parifienne.

2°. Le traitement des Malades y sera confié à un Médecin, à un Chirurgien & à un Apothicaire-Majors , avec des appointemens relatifs. M. Dufouart , vu ses talens connus & ses anciens services dans le Régiment des Gardes-Françoises , paroît devoir réunir tous les suffrages pour la place de Chirurgien-Major de cet Hopital.

3°. Le Chirurgien-Major sera secondé par un Aide - Major appointé, & tel nombre d'Élèves non appointés que le service nécessitera. Ils seront tous placés à l'Hopital même.

4°. On ménagera dans chaque District, à la Caserne, par exemple, un dépôt provisoire, dans lequel un Chirurgien préposé aura le soin d'avoir les médicamens & les appareils nécessaires aux pansemens de tous les cas de Chirurgie pressans ; & un lit pour les Blessés. L'utilité de ce projet atteindra la Société entière. Un moment de retard en Chirurgie est souvent funeste : & dans une Cité immense , où les accidens sont multipliés, chaque Citoyen, chaque individu doit trouver dans tous les Quartiers des secours prompts & sûrs (i).

____

(i) Ce Projet , ainsi que les motifs qui peuvent

5°. Chaque District chargera un Membre du Collége de Chirurgie de Paris, fous le titre de Chirurgien-Major de Bataillon ou de District, non - feulement du foin de la Compagnie foldée, mais encore de l'établif-fement porté à l'Article ci-deffus, fuivant le vœu du Collége de Chirurgie, exprimé dans fa Délibération du 12 Septembre, & celui de beaucoup de Districts, qui fe font déja choifis des Chirurgiens.

6°. Il y aura un Chirurgien-Major-géné-ral de la Milice Nationale-Parifienne, avec lequel correfpondront les Chirurgiens-Majors de Bataillon ou de District. Il feroit néceffaire, pour la facilité du fervice, qu'il fût le même que celui de l'Hopital.

7°. Dans le cas de vacance de la place de Chirurgien - Major de la Milice Nationale-Parifienne & de l'Hopital, elle fera tou-jours donnée, par forme de récompenfe, à

---

le déterminer, fe trouve détaillé dans un Mémoire de M. Bodin, Membre du Collége & de l'Académie Royale de Chirurgie, lu, le 27 Août 1789, au District de Sainte-Opportune, imprimé & communiqué aux 59 autres Districts.

l'un des foixante Chirurgiens - Majors de Bataillon ou de Diftrict, & à leur choix.

F I N.

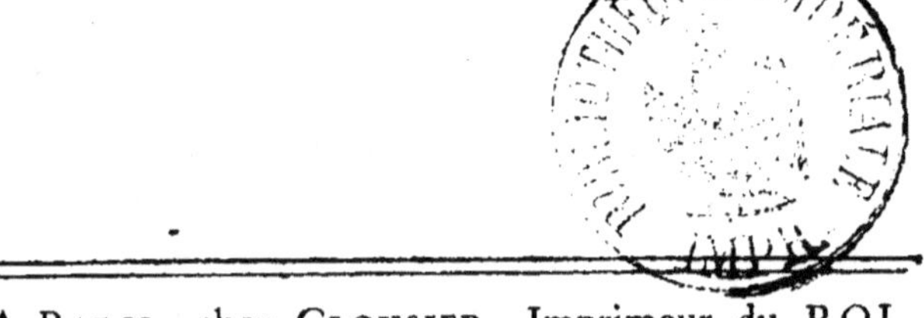

A PARIS, chez CLOUSIER, Imprimeur du ROI, rue de Sorbonne, 1789.